Entraînement neuro-athlétique pour débutants

Plus de coordination, de mobilité et de concentration grâce à l'amélioration de la neuro-athlétisation - plan de 10 semaines inclus

Sébastien Borchert

CONTENU

Ce qui vous attend dans ce livre

Vous avez l'impression que vos progrès en matière d'entraînement stagnent ? Vous êtes à la recherche de nouvelles stimulations qui profiteront à la fois à votre corps et à votre esprit ? Vous souhaitez reprendre votre sport après une blessure ou vous commencez tout juste à chercher l'activité qui vous convient le mieux et vous voulez vous créer une routine optimale ?

Qu'il s'agisse d'un sportif professionnel ou d'un amateur, l'entraînement neuro-athlétique s'adresse à tout le monde et est capable d'aider considérablement les progrès de chacun. Depuis que certains scientifiques du sport ont commencé à s'intéresser à ce sujet il y a quelques années, une toute nouvelle approche des causes de la réussite sportive et de l'exploitation maximale du potentiel de chacun a vu le jour. Le grand avantage est que vous ne risquez pas de vous blesser et que vous ne craignez pas de faire des erreurs.

Mais il ne s'agit pas seulement de l'amélioration pure et simple des performances sportives, mais aussi d'aspects dont nous avons besoin chaque jour dans notre vie quotidienne : Coordination, mobilité, concentration. Vous apprendrez également à effectuer des mouvements de manière plus consciente, ce qui vous permettra de prévenir ou de soulager les douleurs.

Plongez dans le monde des neurosciences, apprenez comment fonctionne notre cerveau et pourquoi nous sommes capables de bouger comme nous en avons l'habitude. Il existe de nombreux exercices qui vous mettront au défi, mais qui seront tout aussi amusants, et qui vous aideront à porter votre entraînement à un niveau supérieur. Le plan de 10 semaines intégré dans le livre vous guidera et vous montrera comment vous pouvez vous aussi profiter de l'entraînement neuro-athlétique, sans entraîneur. Qu'est-ce que vous attendez ? Commencez à stimuler votre cerveau de manière plus ciblée - votre corps vous en remerciera.

Qu'est-ce que l'entraîne-ment neuro-athlétique ?

Tout le monde connaît la vision classique de la progression sportive : Nous exposons notre corps à des stimuli et à des mouvements spécifiques, nous les répétons régulièrement, puis nous nous améliorons continuellement afin de maintenir le niveau et de nous améliorer petit à petit. Lorsque nous nous regardons dans le miroir, que nous voyons nos progrès et que nous constatons notre nouvelle force, nous pensons généralement aux muscles, aux articulations et aux tendons que nous avons sollicités lorsque nous nous demandons comment nous avons pu y parvenir.

Mais nous oublions souvent un facteur important : notre système nerveux, avec notre cerveau comme centre de contrôle. Celui-ci contrôle chacun des mouvements que nous effectuons. Malheureusement, cela signifie également qu'une grande partie de notre entraînement en dépend : En effet, le cerveau évalue chaque situation en fonction du risque qu'elle représente pour nous.

Par conséquent, si notre système nerveux fournit des informations imprécises ou insuffisantes au cerveau, ce dernier fait automatiquement preuve de plus de prudence dans ses mouvements en raison d'une menace potentielle. Il réduit sa production d'énergie afin d'éviter les blessures. Mais comme nous ne sommes pas conscients de ce processus d'évaluation et que nous ne pouvons donc pas le contrôler, il se peut que nous nous mettions inconsciemment des bâtons dans les roues, que nous dévalions une pente raide sur un snowboard ou que nous fassions quelques exercices d'étirement sur notre tapis de yoga. C'est un peu comme les appareils techniques : Le matériel (en l'occurrence, notre corps) a beau être solide et robuste, si le logiciel présente des faiblesses et se bloque ou n'exécute pas les commandes correctement, cela nous gêne énormément.

Et c'est précisément sur ce point faible que l'entraînement neuro-athlétique intervient. Il s'appuie principalement sur les connaissances en neurosciences et permet d'influencer notre système nerveux de manière ciblée en sollicitant et en stimulant nos trois instances de contrôle du mouvement. En conséquence, celles-ci sont en mesure de collecter et de transmettre des informations de meilleure qualité afin que le cerveau puisse savoir avec certitude quand nous sommes en sécurité et ainsi utiliser toute notre force. Il n'interviendra plus à titre préventif, mais vous aidera en outre à effectuer les mouvements souhaités de manière plus sûre et plus concentrée.

L'entraînement neuro-athlétique est particulièrement important à la suite d'une blessure antérieure, car il peut ainsi vous aider à lever des blocages inconscients et à retrouver votre force d'antan. Suite à cet événement douloureux, votre cerveau veut à tout prix éviter que vous ne vous blessiez à nouveau à l'avenir, il prendra donc des mesures de sécurité encore plus importantes lorsque vous reprendrez le sport. Les surmonter n'est guère possible sans un entraînement de notre système nerveux. Il s'agit de contourner ce mécanisme de protection automatique en désactivant temporairement, par le biais d'exercices neurologiques, la zone du cerveau qui envoyait ce stimulus désagréable lors du mouvement précédemment associé à la douleur. L'exercice est ensuite répété sans douleur et surtout lentement, afin d'habituer le cerveau à ce que ce mouvement ne représente plus de danger pour le corps. Mais avant que ce processus ne soit terminé, il faut en général 80 heures d'entraînement. La neuro-athlétisme doit donc être pratiquée régulièrement et sur le long terme.

L'entraînement neuro-athlétique (Neuro Athletic Training, ou NAT) a été largement influencé par le scientifique sportif et entraîneur Lars Lienhard, qui suit cette approche de l'entraînement depuis 2010 et l'a rendue célèbre dans toute l'Europe. Il reprend l'approche du Dr Eric Cobb, expert en neuro-athlétisme, qui se concentre déjà sur l'entraînement et les thérapies neurocentrées avec son programme "Z-Health". Le Z est l'abréviation du mot russe "zdorovye", qui signifie "santé". Cobb a incorporé de nombreuses approches et techniques différentes dans ce concept d'entraînement, mais l'idée la plus importante est probablement la prise en compte de l'impact physiologique de l'anxiété sur notre corps. Nous en revenons à la question qui influence tout : *"Cette situation pourrait-elle être dangereuse pour moi, voire menacer ma vie, ou suis-je en*

Lienhard a déjà entraîné différents athlètes de haut niveau de manière extrêmement efficace avec le NAT, par exemple, il s'est occupé de l'équipe nationale allemande lors de la Coupe du monde au Brésil en 2014 ou des athlètes allemands lors des Jeux olympiques d'été en 2016. La sprinteuse Gina Lückenkemper bénéficie également de séances de NAT.

Cela illustre l'efficacité de cette approche encore nouvelle de l'entraînement. Malgré les difficultés initiales à l'imposer et à la faire reconnaître dans le monde du sport, Lienhard a réussi à amener même les athlètes les plus entraînés à un tout autre niveau. Qui aurait pu imaginer auparavant les effets réels de ces petits exercices, qui peuvent parfois sembler étranges ?

Prenons un exemple : Un homme d'âge moyen s'entraîne régulièrement avec le poids de son corps et sait quelle forme il doit adopter pour certains exercices afin de réaliser le mouvement proprement. Cependant, il remarque qu'il glisse régulièrement dans de mauvaises postures par manque de stabilité. Il se demande maintenant ce qu'il peut faire pour s'entraîner plus sainement et plus efficacement. S'il demandait l'avis de plusieurs entraîneurs ou kinésithérapeutes, beaucoup lui conseilleraient certainement d'intégrer des

exercices de stabilité dans sa routine et de mieux développer ses muscles profonds. Les appuis sur les avant-
bras, les pas chassés ou les balances debout, par
exemple, feraient partie de son programme quotidien,
notamment pour renforcer le centre du corps. Mais une
fois de plus, ces exercices mettent les muscles au premier plan. Si nous considérons maintenant le problème
de l'instabilité dans le contexte de l'entraînement
neuro-athlétique, des solutions totalement nouvelles
apparaissent dans la pratique : les entraîneurs laisserai-
ent par exemple notre sportif amateur se moucher ici.

Ce qui peut paraître bizarre au premier abord est
en fait très simple : si vous vous bouchez une narine et
que vous reniflez en essayant d'aspirer le plus d'air possible, vous activez une zone spécifique de votre
cerveau. Cette zone contrôle notre tête, nos yeux et
notre colonne vertébrale et nous permet d'effectuer des
mouvements plus stables et plus sûrs lorsqu'elle est ac-
tivement sollicitée.

Et ce n'est qu'un exemple parmi tant d'autres. Pour
presque tous les problèmes rencontrés lors d'un entraînement individuel, quel que soit le sport ou l'exercice pratiqué, il existe au moins un exercice dans le
NAT qui peut aider à les résoudre. Même si vous avez
déjà essayé tout ce qui était humainement possible et

que vous n'avez pas obtenu d'amélioration significative. En fin de compte, tout se résume à un principe : si des processus défectueux ou perfectibles se déroulent dans le cerveau, il est impossible de faire de grands progrès sur le plan physique, quels que soient les efforts déployés pour y parvenir. Heureusement, cela s'applique à tout le monde et tout le monde peut bénéficier de l'entraînement neuro-athlétique. Ne vous inquiétez donc pas si vous n'en avez pas beaucoup entendu parler et que vous lisez maintenant qu'il est de plus en plus utilisé dans le sport professionnel - après tout, il y a toujours une marge de progression, même parmi les athlètes.

Ceux-ci ont une approche totalement différente de l'entraînement, ils sont accompagnés par des experts et les exercices sont parfaitement adaptés aux exigences de leur sport respectif et à leur propre neuroprofil unique. Mais comme les exercices sont très variés et surtout faciles à appliquer, il y en a aussi pour votre progression. Et la bonne nouvelle, c'est qu'il n'y a aucun risque pour vous. Contrairement au soulevé de terre, par exemple, où une mauvaise exécution peut entraîner des blessures extrêmement douloureuses au dos, vous ne pouvez pas vous tromper avec le NAT, et encore ? Se moucher ou faire des exercices en équilibre sur une serviette ou en se couvrant un œil n'a jamais fait de mal à personne. Alors n'ayez pas peur d'essayer, cela ne peut que vous être bénéfique !

Le pont entre la science et le sport

Mais, avant de parler de la pratique, voyons d'abord ce que les sportifs peuvent apprendre de la neuroscience.

Celle-ci englobe un vaste domaine thématique qui s'étend sur l'ensemble des sciences naturelles : grâce à ses méthodes variées, la recherche scientifique neuro est menée entre autres en biologie, en psychologie, en mathématiques ou encore en informatique. Leur dénominateur commun est l'étude de la structure et du fonctionnement de tous les types de systèmes nerveux. Les recherches portent donc sur leur rôle dans tous les processus vitaux des organismes biologiques et sur la manière dont ils peuvent être reproduits et imités (notamment par la technologie).

Les tâches de notre système nerveux humain peuvent être grossièrement divisées en trois aspects :

1. Concentrer les informations provenant de tous nos organes sensoriels, ce qui inclut donc toutes les influences internes et externes.

2. Ils doivent ensuite être considérés ensemble, en priorité en ce qui concerne la question de savoir si la situation en question pourrait ou non menacer notre survie et notre sécurité.

3. En fonction de la réponse, une décision d'action doit être prise. Le résultat est généralement l'exécution de mouvements.

Prenons un exemple : Votre corps enregistre que le centre de la faim, situé dans l'hypothalamus, sécrète des hormones et que la glycémie baisse. Il considère cette évolution comme une famine et signale à l'organisme qu'il est temps de s'alimenter à nouveau. Si la situation est sûre et qu'aucune menace n'est visible dans votre environnement, il prend la décision de manger. Vous vous rendez donc à une source de nourriture, par exemple la cuisine de votre domicile, et vous y effectuez les mouvements dont vous avez besoin :

Présenter la nourriture précuite dans une assiette, la réchauffer au micro-ondes, prendre l'assiette, porter la fourchette chargée à la bouche et enfin manger.

Les recherches en neurosciences qui s'intéressent concrètement au fonctionnement du cerveau des primates, c'est-à-dire des singes et des hommes, sont généralement regroupées sous le terme de recherche sur le cerveau. L'entraînement neuro-athlétique se base également sur cette dernière.

La fascination pour le fonctionnement du cerveau humain remonte à plus de 5000 ans. Quelques découvertes en Égypte attestent de la réalisation d'interventions chirurgicales sur le système nerveux central, dont on espérait alors qu'elles apporteraient des réponses aux nombreuses questions en suspens. Outre la recherche fondamentale en tant que telle, la recherche sur le cerveau est également menée sous d'autres aspects : pour connaître les causes et les méthodes de guérison possibles de maladies nerveuses telles que la maladie de Parkinson et la démence, pour comprendre les processus neuronaux de notre perception ou encore pour comprendre l'origine des émotions. Des phénomènes philosophiques comme le concept de conscience sont également abordés.

Notre cerveau est une petite merveille composée d'environ 100 milliards de cellules nerveuses, appelées neurones. Ceux-ci sont en communication constante les uns avec les autres et envoient des informations aux zones compétentes du cerveau via plus de 100 billions de synapses. Tel un centre de commande, il contrôle chaque aspect de notre existence : les processus subconscients tels que la respiration ou le clignement des yeux, l'expression de nos traits de caractère individuels ou encore la gestion des conditions externes de notre environnement. Nous pouvons nous orienter, communiquer avec d'autres personnes dans différentes langues et nous savons comment nous adapter à de multiples circonstances.

La recherche sur le cerveau existe depuis des siècles, mais des progrès significatifs ont été réalisés ces dernières années. Ces progrès sont dus en grande partie à deux facteurs : d'une part, la connaissance croissante des processus de biologie moléculaire et, d'autre part, le développement des techniques d'imagerie telles que le scanner ou l'IRM. Ces dernières permettent aux scientifiques de mesurer les processus cérébraux en fonction de l'augmentation de la circulation sanguine dans certaines zones et de l'activité métabolique, puis de les représenter en trois dimensions sur ordinateur. Comme il est ainsi possible de voir le cerveau penser en direct, il est possible de tirer des conclusions sur la manière dont se déroule, par exemple, la commande des mouvements ou l'utilisation de notre langage. L'énorme développement que cela représente est encore plus évident si l'on pense qu'il y a 150 ans, la recherche sur le cerveau devait se contenter des informations obtenues lors de l'autopsie de personnes décédées et de l'analyse de leurs cerveaux.

Les effets concrets du sport sur notre cerveau ont déjà fait l'objet de nombreuses études. Il nous permet d'évacuer le stress et de faire une pause dans les problèmes et les soucis quotidiens. Pendant ce temps, notre cerveau se concentre sur l'exécution correcte de nos mouvements et, comme nous voulons tirer le meilleur parti de notre séance d'entraînement, nous ne laissons pas les pensées indésirables s'immiscer. Nous nous concentrons sur des choses plus simples : l'appareil que nous utilisons, l'exercice que nous allons faire, l'itinéraire que nous allons prendre pour la course d'aujourd'hui ou même le prochain mouvement que nous allons faire pendant l'entraînement de volley-ball. Cela nous permet d'aborder les défis mentaux avec un nouvel élan après la fin de notre entraînement.

Lorsque l'attention se déplace de l'exercice physique vers nos problèmes quotidiens, nous pouvons les regarder avec plus de distance. Si vous étiez auparavant bloqué dans votre façon de penser et qu'aucune solution n'était en vue, il se peut que vous trouviez maintenant quelque chose auquel vous n'auriez pas pensé auparavant. Tout simplement parce que le stress vous empêchait de penser clairement - vous connaissez le proverbe : l'arbre cache parfois la forêt.

Un groupe de neuroscientifiques d'Ulm, dirigé par Susanna Stroth, a étudié les autres conséquences du sport. Elle a fait faire à de jeunes adultes un entraînement de course d'endurance qui s'est étendu sur plusieurs semaines. Résultat : la mémoire visuo-spatiale et la capacité de concentration ont été améliorées . En outre, la pratique régulière de la course à pied a eu un effet positif sur l'humeur des sujets.

Mais ce ne sont pas les seuls avantages de la pratique régulière d'un sport : de nombreuses hormones différentes sont libérées, qui nous aident à contrôler notre poids, à prévenir les maladies ou à développer notre masse musculaire. Un exemple intéressant d'hormone qui s'adresse particulièrement à notre cerveau est le peptide YY, encore très peu connu. Même si les liens exacts entre l'activité physique et sa sécrétion ne sont pas encore totalement connus, des études ont déjà démontré que l'entraînement d'endurance augmente considérablement notre taux de peptide YY. Celui-ci agit notamment sur les zones du cerveau responsables du contrôle de notre faim et de notre appétit. Il en résulte que nous sommes plus rapidement rassasiés et que nous avons moins faim après notre séance d'entraînement.

De plus, l'activité physique permet une meilleure oxygénation du cerveau, ce qui stimule la formation de nouvelles cellules cérébrales. La concentration, les performances et la mémoire sont améliorées et la fatigue est évitée. Si l'on fait régulièrement du sport, le cerveau s'habitue avec le temps à une meilleure circulation sanguine, ce qui favorise les connexions entre les cellules. De plus, l'hormone de croissance est sécrétée, ce qui agit comme une cure de jouvence. La sérotonine et la dopamine nous procurent des sensations de bonheur et de récompense, ce qui nous motive à persévérer.

On peut donc en conclure qu'il existe une interaction positive entre le cerveau et l'exercice physique : notre cerveau nous permet de faire des mouvements et nous aide à les réaliser de manière optimale, et l'activité maintient notre cerveau en forme et améliore ses performances. Si nous commençons par l'entraînement neuro-athlétique, nous pouvons encore renforcer cet effet, car le cerveau est entraîné de manière ciblée et pas seulement comme résultat de notre vie quotidienne.

Les trois instances qui contrôlent le mouvement

L'entraînement neuro-athlétique se concentre en particulier sur les trois instances de notre système nerveux qui contrôlent le mouvement : la proprioception, le sens de l'équilibre et les yeux avec la voie visuelle.

Jetons donc un coup d'œil aux bases de nos actions motrices.

LE SYSTÈME PROPRIOCEPTIF

Dans le cas de la proprioception, les spécialistes parlent du système proprioceptif (du latin : proprius = propre, recipere = recevoir). Contrairement aux deux autres, il n'est pas possible de le localiser clairement, car il n'appartient pas à un organe sensoriel spécifique. La proprioception est plutôt assurée par de nombreux récepteurs (propriocepteurs) répartis dans tout le corps. On les trouve par exemple dans les capsules articulaires, les tendons, les muscles et les ligaments. Un autre point de distinction est que ce système de perception ne capte et ne traite pas en priorité les impressions provenant de l'environnement, mais de l'intérieur du corps lui-même.

La proprioception comprend la perception de la position de notre corps dans l'espace, de nos mouvements, des positions de nos articulations et de nos membres, ainsi que des exigences nécessaires à l'exécution de certaines activités. Même lorsque nous dormons, elle joue un rôle important : sans elle, nous ne pourrions pas évaluer où nous nous trouvons dans le lit et, dans le pire des cas, nous tomberions car la distance avec le bord serait trop faible.

La perception personnelle peut être divisée en quatre domaines :

1. **Le sens de la position** : même les yeux fermés ou dans l'obscurité (donc sans stimuli visuels), nous sentons où se trouvent nos membres et pouvons par exemple facilement amener notre main droite vers notre genou gauche.

2. **Le sens de la tension** : nous pouvons influencer consciemment notre tension musculaire. Cela nous permet, par exemple, de maintenir la position lors d'un équilibre sur les mains en dosant la tension du corps de manière à ne pas devoir basculer vers l'avant ni poser le pied. Un coup de pédale réussi serait également dû au sens de la tension.

3. **Le sens de la force** : nous pouvons évaluer la quantité de force musculaire nécessaire pour effectuer certains mouvements. Par exemple, lorsque nous ouvrons un sachet de nos bonbons préférés, nous devons exercer la force nécessaire pour qu'un petit trou se forme dans l'emballage, mais pas pour qu'il se déchire complètement et que tout tombe.

4. **Le sens du mouvement** : même sans contact visuel avec nos membres, nous pouvons déterminer la vitesse et la direction de nos mouvements, par exemple en dansant.

On peut donc affirmer que ce système fournit en permanence des informations détaillées et qu'il peut fonctionner indépendamment des impressions visuelles. Le documentaire "Notre sixième sens secret", co-produit par Arte et consacré entre autres aux troubles de la proprioception, montre l'importance de ce système. Selon leurs recherches, il n'y a que cinq personnes dans le monde chez qui ce système de perception est défaillant. Il en résulte qu'elles ne savent pas où se trouvent leurs bras ou leurs jambes à un moment donné si elles ne regardent pas.

Chaque mouvement requiert alors un haut niveau de concentration et de focalisation, mais les blessures sont inévitables, car il n'y a pas de sensation qui régule l'adaptation de la tension et de l'exercice de la force. Sans contact visuel, ils sont également incapables d'effectuer des mouvements ciblés. Prenons l'exemple de la montée d'un escalier en colimaçon : une personne souffrant d'un trouble de la proprioception devrait garder un œil sur son pied pour pouvoir monter la marche suivante. Ensuite, son regard doit se porter sur la main qui se trouve sur la rampe, afin qu'elle puisse l'accompagner et assurer la stabilisation. Il ne serait pas possible de grimper les marches d'un mouvement fluide tout en se tenant.

Cela illustre très clairement ce que nous devons à notre propre perception, même si la plupart des gens n'en avaient pas conscience auparavant.

L'entraînement ciblé de la proprioception est donc important pour les athlètes de haut niveau, car il favorise la coordination des mouvements et les aide à apprendre et à consolider de nouveaux mécanismes de réaction. En effet, plus les informations provenant de l'intérieur du corps sont transmises à notre cerveau, plus le mouvement en question peut être exécuté de manière efficace. Les résultats de cet entraînement sont bien visibles pour tout le monde : par exemple, chez les patineurs artistiques professionnels, chaque tour et chaque saut semble facile et enfantin, alors que d'autres personnes ont des difficultés à se tenir debout sur des patins à glace.

LE SYSTÈME VESTIBULAIRE

Mais le fonctionnement fascinant de notre proprioception ne serait rien sans notre système vestibulaire (lat.
vestibulum = vestibule, grec systema = assemblage) -
le sens de l'équilibre. A quoi bon savoir où nous nous
trouvons et comment nous déplacer si nous manquons
d'équilibre et ne pouvons pas marcher droit, et encore
moins nous tenir debout ?

Ce système est situé dans l'oreille interne et se
trouve dans ce que l'on appelle l'os temporal. Chaque
oreille dispose donc d'un organe de l'équilibre, qui
comporte lui-même cinq éléments centraux :

• Les **organes maculaires,** le saccule et l'utricule, sont
chargés de traiter les mouvements linéaires de la tête,
à savoir avant/arrière, haut/bas, gauche/droite. Pour ce
faire, ils enregistrent les changements de vitesse dans
ces directions, qui n'ont pas besoin d'être déclenchés
par les mouvements de la tête. Nous savons que nous
les enregistrons également lorsque nous sommes dans
un ascenseur en mouvement ou lorsque nous ac-
célérons au volant d'une voiture, par exemple.

• Les **trois arcades** (antérieure, postérieure et horizontale) complètent à leur tour ces informations par des mouvements de rotation qui couvrent tous les angles possibles dans lesquels nous pouvons bouger la tête. Comme exemple de stimulation externe par un changement de vitesse, nous pouvons citer un manège dans lequel nous tournons en rond.

On peut donc en conclure que notre système vestibulaire réagit aux accélérations de la tête dans une direction donnée. Cela permet également des réactions de protection car, par exemple, en cas de chute où notre tête se déplace rapidement vers le bas, les muscles se contractent par réflexe juste avant l'impact. Le corps est ainsi amorti et les blessures sont évitées autant que possible.

Il est également chargé de stabiliser les informations visuelles transmises au cerveau par les yeux. Si notre système vestibulaire ne fonctionnait pas de manière optimale, les images seraient floues devant nos yeux.

Les trois réflexes dits vestibulaires sont responsables de ces différentes tâches :

1. **Le réflexe vestibulo-spinal** : il contrôle notre posture en réponse aux mouvements de la tête et constitue

la pierre angulaire de notre capacité à nous tenir debout ou à marcher sans difficulté. De plus, il stabilise également notre cou et les muscles cervicaux pour soutenir notre tête et réagit à une rotation de notre corps par un mouvement inverse pour favoriser la stabilisation de notre axe visuel.

2. **Le réflexe vestibulo-oculaire** : il permet à nos yeux de se déplacer dans le sens inverse de notre tête afin de garder les objets fixés dans notre champ de vision. Regardez autour de vous et faites une mise au point sur un objet particulier. Tournez maintenant la tête dans n'importe quelle direction et vous constaterez que vos yeux ne quitteront pas cette chose, quelle que soit la direction dans laquelle vous tournez la tête et à quelle vitesse (tant que cela reste dans les limites du raisonnable, bien sûr). Toutefois, si vous constatez des vertiges, une image floue ou même des incertitudes dans votre démarche lorsque vous bougez rapidement, cela indique un dysfonctionnement de ce réflexe qui doit être traité.

3. **Le nystagmus vestibulaire** : ce réflexe est similaire au réflexe vestibulo-oculaire que nous venons d'évoquer et régule le mouvement lent des yeux, opposé au mouvement de la tête, afin de conserver notre champ de vision initial.

Il ne s'occupe toutefois pas de la mise au point sur un objet spécifique et fixe, mais de la vision générale à travers l'espace. Juste avant l'excursion maximale, il y a un petit mouvement de correction qui nous permet de continuer à tourner la tête. Regardez maintenant devant vous, c'est le champ de vision sur lequel vous voulez vous concentrer un instant. Tournez lentement la tête d'un côté, sans perdre de vue le champ de vision. Vous remarquerez que cela devient de plus en plus difficile au fur et à mesure que la rotation se poursuit et que, juste avant de s'arrêter, vos yeux vont automatiquement sauter un peu plus loin pour élargir à nouveau le champ de vision.

Lorsqu'il s'agit de travailler notre équilibre, la première chose à laquelle on pense est probablement la création d'une surface inégale, une instabilité ciblée à laquelle le corps doit ensuite s'adapter. On utilise alors des planches à roulettes, des tapis ou des ballons. Mais avant de commencer de tels exercices, il faut d'abord prendre conscience de la cause du manque d'équilibre. En effet, comme tous les autres processus, celui-ci commence dans notre cerveau. Celui-ci gère notre capacité de contrôle postural, c'est-à-dire notre capacité à maintenir notre posture sous l'influence de la gravité. Ce contrôle est obtenu en adaptant à tout moment la tension musculaire aux exigences correspondantes, équilibrant ainsi automatiquement notre corps, que nous soyons dans une posture statique (c'est-à-dire debout) ou dans un mouvement dynamique.

Il s'agit d'un équilibre fluide qui permet d'harmoniser les forces qui s'exercent sur le corps : Les forces internes, c'est-à-dire nos propres mouvements, s'alignent sur les forces externes, c'est-à-dire la gravité et d'autres circonstances, telles que la nature du sol. Le centre de gravité est donc déplacé à chaque nouveau mouvement, afin que nous ne perdions pas notre liberté de mouvement.

C'est pourquoi l'entraînement individuel à l'équilibre devrait toujours commencer par l'optimisation de nos processus et fonctions neuronales avant de se concentrer en priorité sur les influences externes.

LE SYSTÈME VISUEL

Enfin, le système visuel (du latin videre, visum = voir), principalement situé dans nos yeux, nous permet de percevoir visuellement notre environnement. La vision fait intervenir jusqu'à 34 zones de notre cerveau, ce qui la rend si importante pour le contrôle de nos mouvements : on estime qu'entre 60 et 80% de nos projets de mouvements dépendent des informations reçues et traitées par notre système visuel.

La structure de ce système complet est extrêmement complexe, car il comprend tous les composants organiques et nerveux impliqués dans la réception et le traitement des impressions visuelles. Nous pouvons grossièrement le diviser en deux parties :

1. **L'œil en tant qu'appareil optique**. Il se compose par exemple du cristallin, du corps vitré et de la rétine. Ici, le cristallin concentre la lumière qui traverse la cornée et la pupille et la projette à l'arrière de l'œil. La rétine peut alors générer une image nette. La rétine contient des bâtonnets et des cônes qui réagissent à différents stimuli lumineux. Les bâtonnets détectent les différences de luminosité et nous permettent de voir au crépuscule et la nuit ainsi que de voir les mouvements. Les cônes, quant à eux, sont responsables de la

perception des couleurs et nous permettent de voir clairement ce qui nous entoure.

2. **La partie neuronale** du système visuel. La rétine contient des cellules ganglionnaires qui, à leur tour, passent dans le nerf optique. C'est à partir de là que commence la transmission des informations par la voie visuelle - le nerf transmet d'abord les données en direction du cerveau, où elles sont ensuite traitées par le cortex visuel et certaines parties du cortex cérébral. Une partie des cellules nerveuses de notre rétine se termine dans l'hypophyse, où sont réglés les réflexes de nos yeux, par exemple la dilatation de la pupille en fonction de l'incidence de la lumière. Les autres faisceaux nerveux se croisent, ce qui signifie donc que les informations de l'œil gauche sont traitées dans l'hémisphère droit du cerveau et inversement.

La qualité de ces informations traitées dépend de nombreux processus différents, qui dépendent eux-mêmes en grande partie de la nature neurologique de nos yeux, de nos nerfs et, en fin de compte, des deux autres instances qui contrôlent le mouvement : Par exemple, la fonctionnalité de notre système d'équilibre (en particulier le réflexe vestibulo-oculaire), la coordination de nos 12 muscles oculaires par le cervelet et la qualité neuromécanique de notre nerf optique.

Mais l'importance de notre système visuel peut aussi avoir des inconvénients tout aussi importants, comme on peut le voir chez les sportifs de haut niveau : comme vous l'avez déjà appris, notre cerveau doit évaluer le danger dans chaque situation. Cela se fait en grande partie grâce aux stimuli visuels, car ils constituent le lien le plus direct et le plus pertinent entre notre cerveau et notre environnement. Pour cela, il a besoin d'un maximum d'informations de qualité. Si la réception ou la transmission de ces stimuli est perturbée, même légèrement, cela peut avoir des conséquences importantes : Le cerveau n'est alors plus en mesure d'effectuer ce pronostic avec certitude, ses performances sont coupées.

Pour remédier à ce problème, il est essentiel de contrôler nos yeux, mais il ne suffit pas d'aller régulièrement chez le médecin pour faire contrôler notre vue. Un entraînement visuel ciblé est également nécessaire car, outre la simple capacité à évaluer notre environnement, il nous aide à le faire le plus rapidement possible et à réagir de manière optimale. Un système visuel bien développé est particulièrement important dans les sports d'équipe : les footballeurs, par exemple, doivent surveiller leur environnement et les autres joueurs en même temps qu'ils courent, afin de décider à qui ils vont passer le ballon ou s'il est préférable d'essayer de marquer un but. Ils ne peuvent pas réfléchir longtemps, car certaines décisions doivent être prises en une fraction de seconde pour obtenir le meilleur résultat possible pour l'équipe.

L'entraînement oculaire devrait donc donner les résultats suivants chez les athlètes :

• des mouvements oculaires bien contrôlés,

• une imbrication optimale avec la proprioception : le sportif doit pouvoir évaluer avec certitude sa position dans l'espace ainsi que la relation de profondeur avec les objets qui l'entourent.

• la clarté visuelle et

• une bonne perception périphérique, c'est-à-dire la capacité à reconnaître les choses qui se trouvent à la périphérie de notre champ de vision.

Cette dernière fournit des impressions légèrement déformées et une acuité visuelle moindre, mais les mouvements sont perçus beaucoup plus efficacement. Si quelque chose ou quelqu'un apparaît soudainement à la périphérie de notre champ de vision, ces nouvelles informations sont prioritaires par rapport aux impressions qui se trouvent directement devant nous et nous attirons notre attention sur elles. On estime que 98 % de nos informations visuelles sont floues, c'est-à-dire qu'elles se déroulent à la périphérie de notre champ de vision. Cela trouve son origine dans l'évolution, car nos ancêtres vivaient en permanence dans le danger. Comme notre champ de vision net ne couvre qu'une petite partie de notre environnement direct, il était particulièrement important de pouvoir remarquer des choses qui ne se passaient pas directement devant nous. Sans la vision périphérique, de nombreuses situations auraient été synonymes de mort certaine, car l'ennemi qui s'approchait n'aurait pas été vu à temps. Aujourd'hui, les conditions de vie ont complètement changé, mais cette capacité est toujours indispensable à notre sécurité.

L'entraînement oculaire est également intéressant pour les porteurs de lunettes. Il est recommandé de le faire sans lunettes, car elles représentent toujours une restriction visuelle. Les lunettes divisent notre champ de vision en deux parties, l'une nette et l'autre (nettement) plus floue, lorsque nous regardons au-delà des bords. Comme cela nous gêne, nous essayons de l'éviter et tournons plutôt la tête dans la direction souhaitée pour voir tout ce qui est net. Cependant, cela a pour conséquence que nous sollicitons moins les muscles de nos yeux, qui s'affaiblissent et deviennent plus difficiles à coordonner. Cela peut également avoir un impact sur notre posture et la qualité de nos mouvements. Les porteurs de lunettes devraient donc en général toujours recourir à l'entraînement oculaire pour continuer à faire travailler leurs yeux malgré leur déficience visuelle et ne pas aggraver la situation, qu'ils soient sportifs ou non. Vous pouvez également utiliser des lentilles de contact pour profiter pleinement de votre champ de vision. Mais si vous ne pouvez pas les utiliser et que vous êtes trop limité pour vous entraîner sans lunettes de vue, portez des lunettes. Un entraînement limité est toujours mieux que pas d'entraînement du tout.

En résumé, chacune des trois instances effectue un travail très impressionnant et pose les bases de l'expérience et de l'exploration quotidiennes de notre environnement. Néanmoins, elles ont toujours besoin de la coopération des autres : On peut imaginer chaque instance comme un engrenage. Elles sont certes sophistiquées et fonctionnelles individuellement, mais ce n'est que lorsqu'elles sont imbriquées les unes dans les autres qu'elles peuvent tourner correctement et déployer tous leurs effets.

L'entraînement neuro-athlétique ne doit donc pas se concentrer uniquement sur un problème ou un système particulier, qui peut nécessiter une attention particulière. Au contraire, toutes les instances doivent être prises en compte et entraînées afin qu'elles puissent continuer à se développer mutuellement.

Ne pas oublier de s'échauffer

Maintenant que vous avez appris beaucoup de choses sur la structure et le fonctionnement de notre système nerveux, il est temps de les mettre en pratique.

Même si "seul" notre cerveau est entraîné et que nous n'avons pas besoin de nous échauffer avec des étirements dynamiques, des échauffements souples ou des séries d'échauffement avec des poids plus légers, il est recommandé de préparer également notre cerveau à l'entraînement à venir. Notre cerveau et notre esprit doivent être réceptifs et capables de se concentrer. Si vous avez régulièrement la tête pleine et que vous passez d'un problème à l'autre, il faut d'abord vous concentrer sur ce problème et trouver une solution. Savoir si la facture d'électricité est déjà payée, si la voiture doit encore passer le contrôle technique ou quand vous pourrez revoir vos amis malgré un emploi du temps chargé sont certes des aspects importants de votre vie que vous ne pouvez pas reléguer à l'arrière-plan, mais il faut faire en sorte que ces questions ne vous préoccupent pas sans cesse et ne vous empêchent pas de vous détendre de temps en temps. La relaxation mentale est essentielle à votre entraînement, car vous voulez vous concentrer sur l'exécution correcte des exercices afin d'obtenir les résultats souhaités.

Pour vous aider à vous débarrasser temporairement de vos problèmes, nous allons maintenant vous donner quelques conseils concernant deux aspects en particulier : Votre santé mentale et la santé physiologique de votre cerveau en tant qu'organe.

Cependant, la santé mentale n'est pas seulement l'absence de troubles mentaux, mais aussi un état de bien-être général. Outre le sport, il existe d'autres moyens de la promouvoir. En voici quelques exemples :

1. **Notez vos pensées**. Vous pouvez le faire dans un journal, sur un blog ou via la fonction de prise de notes

de votre téléphone. D'une part, vous ne risquez pas d'oublier des pensées importantes ou prometteuses dans le tumulte de la vie quotidienne et, d'autre part, vous aidez le cerveau en lui indiquant que cette chose particulière est importante en l'écrivant. Vous évitez ainsi que le cerveau ne la classe par inadvertance dans la catégorie des choses sans importance et ne la relègue au second plan, voire ne l'oublie. Vous pouvez désormais gérer votre quotidien sans stress et avoir tout ce qui est important à portée de main lorsque vous en avez besoin.

2. **Trouvez un passe-temps qui vous permette d'exprimer librement votre créativité**. Nous passons la plupart de nos journées à être rationnels et logiques, nous avons généralement des méthodes de travail rigides et des directives strictes auxquelles nous devons nous conformer. Ainsi, notre façon de penser est également limitée, nous développons avec le temps une sorte de vision en tunnel. Accordez-vous régulièrement une pause et trouvez quelque chose qui vous comble : Peindre un tableau, chanter et danser, écrire une courte histoire. Vous n'avez pas besoin d'être parfait ou de plaire aux autres, vous n'avez pas non plus besoin d'avoir un but. L'essentiel est que vous vous

amusiez.

3. **Faites de la méditation**. Que ce soit par le biais d'un cours de yoga ou d'une méditation assise en silence, vous en constaterez les effets bénéfiques en peu de temps. Vous entraînez ainsi votre esprit à faire le vide dans vos pensées et à porter toute votre attention sur quelque chose de précis, comme votre respiration ou un bruit environnant.

Vous pouvez organiser la méditation comme vous le souhaitez ou suivre une méditation guidée qui vous indique comment procéder étape par étape. L'important est que vous le fassiez sans contrainte de temps et que vous soyez prêt à ouvrir votre esprit.

4. **Désengagez-vous**. Nous sommes habitués à être constamment sous pression : Le téléphone est souvent à portée de main, et certains se sentent mal à l'aise lorsqu'ils ne sont pas joignables en permanence. Les médias sociaux nous accompagnent partout, nous voulons être connectés et connaître la vie de nos amis ou des stars qui nous sont inaccessibles. Mais ce faisant, nous nous comparons de plus en plus souvent aux autres, ce monde illusoire favorisant la pression de la performance et la jalousie. Prenez le temps de vous

recentrer sur l'essentiel.

Une fois que vous avez rempli votre objectif de la journée, éteignez votre téléphone portable, sortez et profitez des belles choses qui vous échappent lorsque votre regard est rivé sur l'écran. Promenez-vous avec vos proches et profitez de l'instant présent.

5. **Prévoyez du temps pour vous dans votre emploi du temps**. Beaucoup de gens ont tendance à penser d'abord aux besoins des autres, au détriment de leurs propres besoins. Que ce soit au travail ou dans la vie de famille, il y a toujours quelque chose à faire. Mais ne vous oubliez pas dans ce tourbillon, car vous ne vivez pas seulement pour les autres. Chacun peut consacrer au moins 5 minutes par jour à s'occuper de soi.

Prenez donc ce temps et faites ensuite ce que vous voulez. Lisez un livre, prenez soin de votre corps et prenez un long bain, regardez un épisode de votre série préférée ou allongez-vous sur le canapé si vous en avez envie. Ce temps vous appartient entièrement, ne vous laissez donc pas déranger ou influencer.
Faites donc quelques essais et découvrez ce qui vous aide à vous sentir bien.

Pour prendre soin de votre cerveau, non seulement sur le plan psychique, mais aussi sur le plan physique, vous devez également veiller à ce qui suit :

• **Un sommeil suffisant et de qualité**.

Nous dormons environ un tiers de notre vie, c'est pourquoi nous ne devons en aucun cas sous-estimer son importance. Le sommeil sert principalement à la régénération et à la réparation de notre cerveau. Cela ne peut se faire qu'au cours de cette période, car notre système nerveux ne peut pas le faire en étant éveillé - vous ne pouvez pas attendre un train à pleine vitesse en même temps. Pour que votre cerveau soit en mesure d'assimiler de manière optimale toutes les informations de la journée précédente et que vous puissiez commencer la journée suivante en pleine forme, vous devez vous efforcer de dormir entre 7 et 8 heures chaque nuit.

Pour tirer le meilleur parti de votre sommeil, vous devez tenir compte de quelques éléments essentiels :

1. Vous devriez (si possible) avoir un <u>rythme de sommeil régulier</u>, c'est-à-dire vous coucher et vous lever à peu près à la même heure le lendemain matin. Cela permet à votre corps, par habitude, de se fatiguer automatiquement à la même heure pour se préparer au

sommeil à venir. Vous évitez ainsi d'aller au lit et de rester éveillé longtemps.

2. Créez votre <u>propre rituel de sommeil</u>. Celui-ci vous permet de vous reposer et de vous détendre avant d'aller vous coucher et vous aide à trouver le sommeil plus facilement. Vous pouvez tenir compte de vos préférences : Les rituels de sommeil les plus courants consistent à écouter de la musique ou à lire. Cependant, vous devez vous concentrer sur le fait de ne pas trop solliciter votre cerveau. Utilisez plutôt des sons ou des lectures légers et relaxants. Si vous avez l'habitude de vous endormir avec la télévision allumée en arrière-plan, il serait préférable d'écouter un livre audio ou un bruit blanc, des bruits de pluie, etc. La lumière vacillante de la télévision ainsi que le volume sonore parfois très fluctuant pourraient perturber le déroulement des phases de sommeil.

3. <u>Écrire ce que vous avez vécu pendant la journée</u> peut également vous aider à vous remémorer brièvement vos impressions et à les clore ensuite.

4. <u>Les exercices de respiration et de relaxation</u> sont également très bénéfiques pour le processus d'endormissement et aident en outre à entraîner la sensibilité aux tensions dans son propre corps - parfois, vous vous rendez compte que vous avez maintenu certains groupes de muscles tendus depuis un certain temps sans vous en rendre compte (par exemple, mâchoire tendue, sourcils froncés).

5. Veillez également à ne <u>pas faire de sport 2 à 3 heures avant d'aller vous coucher</u>, car votre circulation et votre métabolisme sont encore trop stimulés pour se ralentir. Le même repère temporel s'applique à la <u>prise de repas plus importants</u>, sinon la digestion encore en cours peut perturber notre sommeil.

6. Si vous le souhaitez, vous pouvez également essayer <u>l'autosuggestion</u>. Il s'agit de se dire mentalement certaines choses, comme "*Je suis fatigué*", "*Mon corps est complètement détendu*" et "*Je vais relâcher toutes mes tensions*". Cela peut paraître étrange, mais cela fonctionne tant que vous êtes convaincu de ce que vous dites et que vous ne le mettez pas en doute ou ne le dites que comme un moyen d'arriver à vos fins. Si vous le faites en croyant pleinement que ce que vous dites

s'applique réellement à vous, vous entraînez votre subconscient. Cette partie de notre esprit ne peut pas être directement influencée ou sollicitée par nous, mais elle a une grande influence sur notre vie.

Il veille à ce que de nombreux processus se déroulent automatiquement afin de ne pas surcharger notre cerveau (sinon, nous devrions penser spécifiquement à chaque clignement d'œil et à chaque respiration, par exemple) et il apprend en les répétant régulièrement. Donc, si vous vous dites assez souvent que vous êtes détendu, votre subconscient fera en sorte, avec le temps, que vous n'ayez plus tendance à adopter de telles positions crispées non reconnues et que vous vous détendiez automatiquement davantage. Vous pourrez effectivement vous endormir plus facilement.

• Aliments pour le cerveau :
Apportez à votre cerveau suffisamment de nutriments essentiels et veillez à avoir une alimentation saine et équilibrée. Là encore, il existe quelques conseils et certains aliments particulièrement efficaces, ainsi que quelques habitudes à éviter.

C'est d'autant plus important que de nombreuses personnes effectuent désormais des tâches qui ne nécessitent pas une activité physique intense, mais plutôt une activité mentale. Vous devez passer de nombreuses heures par jour à résoudre des problèmes, à mémoriser des données importantes et à y accéder à tout moment. Fatigue, maux de tête et capacité d'assimilation réduite en sont souvent les conséquences. Pour éviter cela à l'avenir, vous devez soutenir votre cerveau par un bon apport en nutriments.

Si vous constatez une baisse momentanée de vos fonctions cérébrales, cela est souvent dû à un manque d'oligo-éléments tels que le potassium, le sélénium et le zinc. Vous pouvez reconstituer ces réserves en consommant par exemple des poires, des noix, de l'ail ou des épinards.

Les noix ne sont pas seulement riches en oligo-éléments, elles contiennent également des vitamines E et B importantes et des acides gras insaturés (sains). Ces derniers renforcent notre mémoire et la fonction nerveuse, et nous permettent de mieux apprendre. Veillez toutefois à consommer les noix avec modération, car elles sont très caloriques. En revanche, elles sont idéales pour remplacer les chips ou les oursons en gomme. Les brocolis, le poisson, les fraises et les avocats améliorent également la santé de votre cerveau.

Nous devons également faire attention, à parts égales, à la nature de notre alimentation et à la manière dont nous l'absorbons :

1. <u>Mangez régulièrement</u>. Des repas peu nombreux et copieux peuvent nous rendre paresseux, le corps doit dépenser beaucoup d'énergie pour la digestion et nous avons besoin de temps avant de nous sentir à nouveau en forme et performants. De plus, le taux de glycémie diminue lorsqu'il y a trop de temps entre les repas. Comme le taux de glycémie doit rester aussi constant que possible pour une performance cérébrale optimale, nous devons également fournir des nutriments à notre corps entre les repas. C'est à vous de décider si vous voulez fractionner vos repas en fonction de vos besoins caloriques, par exemple en prenant cinq repas au lieu de trois, ou si vous voulez prendre des en-cas sains (principalement des fruits ou des légumes).

Les bananes sont un excellent en-cas, car elles contiennent des glucides complexes, ainsi que des nutriments essentiels comme le magnésium, qui font monter et descendre lentement notre taux de glycémie. Les glucides simples, tels que les bonbons très sucrés, font grimper la glycémie en flèche, ce qui nous donne un regain d'énergie à court terme. Mais elle redescend ensuite tout aussi rapidement, ce qui entraîne de la fatigue et des difficultés de concentration.

2. Veillez également à consommer <u>le moins possible d'aliments</u> ou de repas <u>transformés.</u> Une pizza surgelée est délicieuse et rapide à préparer. Lorsque l'on rentre du travail après une longue journée, cela semble être une alternative séduisante à la cuisine. Mais les apparences sont trompeuses : le "jambon" annoncé en grand sur l'emballage n'est souvent composé que de 50 à 90% de viande véritable. Le reste est constitué de masse de remplissage et d'eau. De plus, les aliments fortement transformés contiennent généralement beaucoup de sucre, de graisse, de sel et de conservateurs. Les colorants et les stabilisateurs sont également souvent mentionnés sur la liste des ingrédients - après tout, les aliments préparés doivent être bien présentés et appétissants. En plus d'apporter des substances inutiles à votre corps, ces aliments contiennent beaucoup plus de calories que celles que vous auriez consommées si vous les aviez préparés vous-même à l'adresse suivante :

3. Si vous avez besoin de cuisiner rapidement, vous pouvez par exemple utiliser le <u>meal prepping</u>, qui consiste à précuire différents plats pour plusieurs jours afin d'avoir toujours un repas complet à disposition et de ne plus avoir à le réchauffer que lorsque la faim se fait sentir.

Mais cela prend beaucoup de temps. Si cela ne convient pas à votre emploi du temps, la prochaine fois que vous préparerez votre plat préféré, faites exprès de cuisiner un peu plus et de le congeler pour pouvoir le déguster plus tard.

4. Essayez donc en général de <u>cuisiner</u> davantage. Cela permet non seulement d'économiser de l'argent, mais aussi de s'amuser et il existe d'innombrables plats adaptés à tous les niveaux d'exigence et à tous les régimes. Dans un repas idéal, les trois macronutriments que sont les protéines, les glucides et les lipides doivent être présents de manière équilibrée dans notre assiette. Environ un tiers de l'assiette devrait être composé d'une source de protéines comme le poisson ou le poulet, en prenant comme référence la taille et l'épaisseur de la paume de votre main. Les deux tiers restants doivent être constitués de glucides à faible index glycémique, tels que le quinoa, les pâtes ou le pain complets, les légumes et la salade. Les graisses peuvent être consommées sous forme d'une cuillère à café d'huile (huile d'olive, huile de lin ou autre) répartie sur le repas ou en ajoutant de l'avocat ou des noix.

5. Prenez également un <u>petit déjeuner</u>, même si cela est parfois difficile à concilier avec le rythme de chacun. Certaines personnes n'ont tout simplement pas faim tôt le matin. Dans ce cas, ne vous forcez pas à prendre un petit-déjeuner copieux composé de toasts, d'œufs brouillés et de jus de fruits.

Mais si vous avez l'habitude de prendre une tasse de café le matin pour commencer votre journée, pourquoi ne pas l'accompagner d'un petit quelque chose de léger, comme une salade de fruits préparée par vos soins ou même un peu de yaourt nature ou de skyr. Cela donnera à votre cerveau et au reste de votre corps suffisamment d'énergie et de puissance pour se mettre en route et bien profiter de la matinée.

En outre, vous devez toujours boire suffisamment, car même un léger déficit en liquide peut être synonyme de fatigue et de difficultés de concentration. La quantité optimale par jour est de 2 à 2,5 litres, mais ne descendez jamais en dessous de 1,5 litre. Si vous avez du mal à atteindre cette quantité, un rappel régulier sur votre téléphone portable ou une bouteille de motivation peuvent vous aider. Ces derniers indiquent généralement le nombre de millilitres à intervalles réguliers et l'heure à laquelle vous devez avoir consommé cette quantité de liquide. Cependant, évitez autant que possible les boissons très sucrées telles que les boissons gazeuses, les jus de fruits ou la consommation excessive d'alcool. Privilégiez l'eau (pétillante ou non), les jus de fruits très dilués ou le thé non sucré.

Essayez d'intégrer au mieux une partie de ces conseils dans votre vie. Votre cerveau sera désormais plus réceptif et plus performant, ce qui constituera une base optimale pour l'entraînement à venir.

Démarrer

Vous êtes maintenant parfaitement informé et prêt à commencer l'entraînement neuro-athlétique.

Mais avant de commencer les exercices proprement dits, il est important d'avoir une vue d'ensemble de l'état de votre système nerveux. L'entraînement ne peut être pleinement efficace que si vous savez où se situent vos déficits et où vous devez intervenir pour les combler.

Vous y parviendrez grâce à la stratégie de "testing et retesting". Vous commencez par faire un exercice de base que vous observez sous un angle particulier : Il peut s'agir, par exemple, de l'utilisation de votre force ou du nombre de répétitions lors de l'entraînement de musculation, mais aussi de votre mobilité, de votre équilibre ou de votre concentration.

Par exemple, effectuez une balance debout, c'est-à-dire tenez-vous droit et penchez-vous le plus possible vers l'avant tout en tendant les deux bras et une jambe. Essayez de vous équilibrer et de maintenir votre corps aussi horizontal que possible. Effectuez ensuite un exercice de neuro-athlétisme de votre choix. Par exemple, vous pouvez trouver un point fixe à hauteur des yeux et le fixer en vous balançant de haut en bas. Cela fait appel en priorité à notre système vestibulaire, qui se charge de stabiliser notre regard pendant ce mouvement de bascule. Après environ 60 secondes, faites à nouveau une pesée en position debout et évaluez la différence par rapport à avant :

L'exercice est-il plus facile et vous vous sentez plus stable, est-il neutre et aucun changement n'est-il perceptible ou est-il plus difficile ? Dans ce dernier cas, votre système nerveux vous signale qu'il a du mal à évaluer la situation et qu'il se met donc en mode sécurité pour vous éviter de vous blesser. C'est précisément cette réduction inconsciente de vos performances que nous avons abordée précédemment et qui doit être reconnue. Vous avez maintenant identifié un point faible et savez ce que vous devez particulièrement entraîner dans les prochaines semaines.

Le plus important est qu'après avoir effectué l'exercice neuro-athlétique, vous n'attendiez pas longtemps avant d'effectuer l'exercice test. Notre système nerveux réagit immédiatement à ces nouvelles informations et vous voyez les résultats immédiatement, contrairement à un exercice physique traditionnel. Attendre ne ferait que fausser les résultats. Mais ne vous laissez pas trop inspirer par les résultats rapides, il faut tout de même un entraînement régulier pour obtenir une amélioration à long terme. Il est recommandé de pratiquer 20 à 30 minutes d'entraînement neuro-athlétique intensif par jour. Toutefois, si votre système nerveux est initialement dépassé par ces nombreuses influences supplémentaires et que vous vous sentez mal à l'aise, il est préférable de fractionner le temps en 4 à 6 petites séances de 5 minutes chacune, réparties sur la journée.

Vous devez également respecter ces principes :
• Nos systèmes de contrôle du mouvement sont si étroitement liés qu'un exercice les fait automatiquement tous travailler, même si l'accent est mis sur le sens de l'équilibre, par exemple. Néanmoins, ils sont soumis à une hiérarchie en raison de leur contribution

respective à notre collecte et à notre formation d'informations :

Le système visuel est le plus haut, suivi du système vestibulaire et enfin de la proprioception. Il est donc judicieux de s'entraîner également de haut en bas, afin que le système visuel échauffe les deux autres et les prépare de manière optimale à la sollicitation suivante. Ce n'est toutefois pas une obligation. Il se peut également que vos yeux soient rapidement surchargés au début de votre nouvelle routine et que votre corps réagisse fortement à l'entraînement visuel, par exemple sous la forme de vertiges ou d'une vision floue. Si vous vous sentez mal à l'aise, suivez la hiérarchie du bas vers le haut pour réchauffer vos yeux. Allez-y donc lentement et suivez les signaux de votre corps. Le NAT ne doit à aucun moment provoquer une gêne ou une douleur.

• Si un jour, vous recevez un feedback positif de votre cerveau lors d'un exercice et que le lendemain, d'un seul coup, vous recevez un feedback négatif, ne vous inquiétez pas. Vous ne vous trompez pas dans votre entraînement. Ces différences sont dues au fait que les circonstances varient chaque jour pour notre cerveau, tout comme pour le reste de notre corps. Un jour, vous êtes en pleine forme et vous pourriez faire des ravages, le lendemain, vous avez peut-être mal dormi ou vous n'avez pas assez nourri votre corps, ce qui se traduit par des performances moindres.

Ces fluctuations sont normales. Ces jours-là, concentrez-vous simplement sur d'autres exercices qui vous montreront d'autres points faibles - l'entraînement neuro-athlétique doit être flexible et ne pas suivre une séquence rigide composée toujours des mêmes tâches. Après tout, le cerveau veut toujours être sollicité et ne pas s'habituer aux influences.

Il est utile d'effectuer des tests et des re-tests pour chaque exercice neuro-athlétique que vous souhaitez intégrer à votre entraînement. En complément, il est préférable de créer un tableau de bord sur lequel vous noterez l'exercice en question, le résultat et la date. Contrôlez et comparez vos notes à intervalles réguliers, par exemple toutes les deux semaines. Pour plus de clarté, vous pouvez également vous filmer en train d'effectuer les exercices et comparer votre posture - vous sentirez non seulement une grande différence à partir de la propre perception de votre comportement corporel, mais vous pourrez également la voir clairement de l'extérieur. Vous pouvez également trouver un partenaire d'entraînement qui vous observe attentivement. Il n'est pas nécessaire d'avoir l'œil d'un entraîneur qualifié, même les non-initiés peuvent souvent voir les différences en vous observant.

La plupart des exercices d'entraînement neuro-athlétique peuvent être effectués sans équipement, mais les outils suivants sont nécessaires :

- Une règle, un stylo ou vos doigts : pour la plupart des tâches, vous avez besoin d'au moins un point fixe sur lequel vous devez toujours vous concentrer pendant l'exécution (ce qui montre une fois de plus l'énorme rôle de nos yeux dans le contrôle des mouvements). Le plus courant est une lettre quelconque, car il est beaucoup plus facile et rapide de savoir quand notre vision devient floue, ce qui explique pourquoi les opticiens s'en servent souvent pour les tests de vision. Vous pouvez l'écrire sur une règle, un stylo ou un ongle. Vous pouvez également l'imprimer sur une feuille de papier et l'accrocher à un mur, mais les autres options sont généralement plus efficaces. Pour ajuster la difficulté, il suffit d'agrandir (plus facile) ou de réduire (plus difficile) la lettre.

- Si, après un certain temps, vous souhaitez intégrer des méthodes plus sophistiquées dans votre programme d'entraînement, des ballons de gymnastique ou des planches à roulettes peuvent vous aider. Cette création volontaire d'une surface instable fournit à votre cerveau des sensations totalement nouvelles et renforce vos progrès actuels. Cependant, vous devez d'abord vous assurer que vos différentes instances sont bien entraînées et que le système nerveux se sent suffisamment en sécurité pour s'engager à fond dans ces nouvelles situations.

- Les bandes de résistance. Celles-ci aident en outre votre cerveau à contrôler les mouvements.

Choisissez maintenant des exercices spécifiques avec lesquels vous êtes à l'aise et commencez à tester et à retester.

Voici un exemple de la manière dont vous pouvez facilement tester les différents systèmes de contrôle de mouvement :

• **Système visuel** : étant donné que la plupart de nos entrées visuelles passent par notre périphérie, il est plus logique de les utiliser pour tester. Pour cela, trouvez un partenaire de formation qui vous aidera.

Exécutez maintenant une tâche spécifique que vous maîtrisez. Il peut s'agir de jonglerie ou de saut à la corde. Effectuez l'exercice normalement pendant un certain temps, jusqu'à ce que vous soyez à l'aise avec le mouvement. Evaluez ensuite la facilité d'exécution sur une échelle de 1 à 10.

Reprenez l'exercice, car c'est maintenant votre partenaire qui entre en jeu, en se plaçant sur le côté de vous et en montrant un nombre différent de doigts en l'air à tour de rôle. Continuez à vous concentrer entièrement sur la tâche, votre regard ne quitte pas la main de votre partenaire. En même temps, annoncez à haute voix les chiffres qui vous sont montrés. Après 30 à 60 secondes, faites une courte pause, votre partenaire peut alors se remettre en position de manière à bien vous voir. Effectuez une dernière fois l'exercice de base et évaluez à nouveau la facilité d'exécution. Votre partenaire peut également voir un changement et confirmer votre opinion. Notez le résultat.

• **Système** vestibulaire : l'une des principales fonctions de notre système vestibulaire est de stabiliser le regard ; l'acuité visuelle doit être assurée dans tous les mouvements imaginables de la tête. Là encore, cherchez votre partenaire, car il peut remarquer beaucoup plus vite et plus clairement que vous les éventuels battements de vos yeux.

Dans l'exercice suivant, nous testons l'arc horizontal en tournant la tête vers la droite ou vers la gauche : Vous avez d'abord besoin de votre lettre, c'est-à-dire d'un stylo/d'une règle/d'un doigt. Tendez ensuite un bras vers l'avant et tenez la lettre à peu près à la hauteur des yeux. Faites la mise au point en tournant la tête de manière à ce que les deux yeux puissent voir la lettre. Fermez ensuite les yeux et ramenez lentement la tête vers le centre (le mouvement doit prendre environ 5 secondes). Répétez ce processus cinq à dix fois de chaque côté. Si la lettre devient floue, cela indique que votre système vestibulaire est déficient.

• **Système proprioceptif** : il existe de nombreuses façons de tester votre proprioception. Prenons par exemple votre perception de la profondeur : il s'agit d'observer si vous pouvez effectuer un mouvement donné de manière comparable les yeux ouverts et les yeux fermés, ou si votre posture musculaire varie considérablement en l'absence d'apport visuel. Filmez le mouvement ou laissez-vous observer. Étendez maintenant votre bras droit vers la droite, éloigné de votre corps, et amenez-le vers le haut pour qu'il soit à la verticale de votre tête, puis vers l'avant jusqu'à ce qu'il soit à angle droit avec le reste de votre corps. Enfin, vous pouvez le ramener vers la droite jusqu'à la position de départ pour obtenir un mouvement fluide, que vous pouvez répéter plusieurs fois avec chaque bras. Les yeux fermés, le résultat devrait être très similaire.

Vous pouvez également tester votre perception de la profondeur en vous plaçant devant un mur à une certaine distance, puis en vous laissant tomber en avant et en vous rattrapant. Même les yeux fermés, votre corps devrait être capable de reconnaître intuitivement l'espace disponible par rapport au mur et le moment où vous devez tendre les mains pour éviter une collision.

Vous connaissez maintenant la base pour explorer votre système nerveux avec tous ses points faibles et ses points forts. La liste suivante contient différents exercices d'entraînement neuro-athlétique qui vous aideront ensuite à combler vos lacunes et à renforcer chaque système de contrôle des mouvements.

- **Entraînez votre système visuel** :

    o <u>Suivi du regard</u> : Aidez-vous de votre lettre. Faites la mise au point sur celle-ci, puis déplacez votre outil en forme de H, c'est-à-dire de manière linéaire. En partant du point de départ, vous vous déplacez d'abord vers le haut, puis vers le bas, puis vous revenez au centre. Ensuite, vous le déplacez vers la gauche ou vers la droite et répétez le mouvement pour obtenir la lettre H. Faites-le plusieurs fois et intensifiez l'exercice en augmentant la vitesse. Il est important que vous puissiez voir la lettre avec précision à tout moment. Si vous êtes à l'aise avec cet exercice, ajoutez des mouvements circulaires : dessinez une spirale. Vous pouvez commencer à une courte distance de votre visage, puis dessiner la spirale de plus en plus grande en vous éloignant, ou inversement.

o <u>Accommodation</u> : en plus de votre lettre, trouvez un autre objet situé à environ 5 à 20 mètres de vous. Faites la mise au point alternativement sur la lettre (en la tenant parfois si près de vos yeux que vous devez loucher) et sur l'objet en arrière-plan. Un exercice similaire est également recommandé pour les personnes qui passent la majeure partie de leur journée de travail devant un écran : l'exercice 20:20, qui consiste à regarder quelque chose à 20 mètres de vous toutes les 20 minutes. Un regard prolongé par la fenêtre suffit généralement à détendre vos yeux.

o <u>Fixation</u> : Imprimez ou dessinez un carré sur une feuille de papier. Le plus simple est de relier chaque coin du carré à chaque autre coin, c'est-à-dire que les lignes diagonales sont également visibles. Vous pouvez également mettre en évidence le centre du carré. Fixez-le d'abord avant de laisser votre regard se déplacer vers chaque coin et de suivre chaque ligne du regard. Vous entraînez ainsi les muscles oculaires, car nous n'avons souvent plus l'habitude de ne bouger que nos yeux. Par exemple, si nous voulons regarder notre téléphone portable vers le bas, nous inclinons la tête plutôt que de simplement baisser les yeux, minimisant ainsi le travail réel de nos yeux. Ceci est particulièrement important pour les porteurs de lunettes, afin de sortir de temps en temps de cette "cage" que constituent les lunettes pour notre champ de vision.

o <u>Sauts de puce</u> : Vous avez maintenant besoin de deux outils avec des lettres. La lettre doit être la même et les deux doivent être de la même taille. Tenez un outil dans chaque main et tendez les bras. Ils doivent former un angle de 45° l'un par rapport à l'autre, les lettres se trouvant à hauteur des yeux. Regardez tout d'abord droit devant vous, c'est-à-dire entre les points fixes. Regardez maintenant vers la gauche, faites la mise au point sur la lettre, puis sautez vers l'autre. La tête reste toujours droite et ne bouge pas. Répétez cette opération plusieurs fois et n'hésitez pas à expérimenter avec la vitesse - mais ici aussi, la devise est qu'il faut d'abord voir la lettre avec netteté avant de continuer.

o Votre système visuel peut également être éduqué en <u>activant le VOR</u>, c'est-à-dire le réflexe vestibulo-oculaire. Vous découvrirez comment cela fonctionne exactement dans le point suivant.

- **Exercices pour le système vestibulaire** :

  o <u>Infinity Walk</u> : vous devez parcourir le signe de l'infini ou un 8. Vous pouvez le délimiter par deux objets quelconques, par exemple deux balles, dont vous faites le tour à tour de rôle. Trouvez ensuite un point fixe à hauteur des yeux, soit directement dans votre ligne de mire, soit sur le côté, de sorte que vous deviez marcher de côté. Essayez d'abord de fixer ce point tout en marchant le 8, sans regarder votre démarche ni faire d'erreur. Pour augmenter la difficulté, vous pouvez passer de la marche au jogging ou à la course, dribbler un ballon ou même courir en arrière. Mais comme cet exercice n'est généralement pas facile, il est préférable de commencer lentement.

  o <u>Stimulez les organes maculaires</u> : placez une lettre à hauteur des yeux, à une distance d'une longueur de bras. Fixez-la et balancez-vous de haut en bas. Commencez par une position neutre de la tête, le regard droit devant vous. Pour atteindre complètement le saccule et l'utricule, vous devez provoquer une accélération linéaire de la tête. Pour ce faire, tournez la tête vers la gauche et vers la droite, en gardant les yeux sur la lettre comme toujours. Ensuite, tournez-la à nouveau vers l'avant et ramenez légèrement le menton vers la poitrine. Le basculement avec la tête en hyperextension, c'est-à-dire inclinée vers le haut, doit être effectué à la fin, car cet étirement excessif représente un stress supplémentaire pour le système nerveux. Ne l'intégrez dans votre entraînement que si les mouvements précédents ont pu être effectués en toute sécurité et sans problème.

Si vous souhaitez solliciter encore plus votre système vestibulaire, éliminez les stimuli visuels en répétant les exercices les yeux fermés.

o <u>N'oubliez pas les arcades</u> : tendez maintenant les bras à 45°, les pouces vers le haut. Ceux-ci vous serviront à nouveau de points fixes dans un instant. Tirez légèrement le menton vers la poitrine, fixez un pouce et déplacez ensuite votre tête vers l'autre à un rythme d'une seconde (tant qu'elle est détectée de manière nette en une seconde). Le mouvement de la tête doit ici être rapide, car le système vestibulaire réagit au changement de vitesse. Faites-le pendant 15 à 20 fois de chaque côté. La rotation de la tête active ici les canaux semi-circulaires. Pour couvrir les 3, vous pouvez ensuite tenir un bras plus haut que l'autre et ainsi travailler également la diagonale. Répétez également cette opération pour chaque côté.

o Tenez-vous droit, votre point fixe doit se trouver à hauteur des yeux. Fixez-le et inclinez la tête alternativement d'avant en arrière, sans relâcher le regard. Si la lettre ne peut pas être maintenue nette, essayez une lettre plus grande. L'hyperextension de la tête peut également entraîner des problèmes, c'est pourquoi vous ne devez effectuer cet exercice qu'au repos et non avant un autre exercice physique. Si vous vous sentez mal à l'aise, continuez lentement et prudemment ou ne faites pas l'exercice pour le moment.

o Vous pouvez également prendre votre aide en main et la fixer à une longueur de bras tout en avançant ou en reculant.

• **Favoriser la proprioception :**
C'est probablement le système le plus facile à entraîner, car il est stimulé par chaque mouvement. Voici quelques exemples :

o <u>Echauffement sensoriel</u> : il s'agit ici de déclencher les mécanorécepteurs de notre peau. Pour ce faire, vous pouvez par exemple faire rouler l'ensemble du corps sur un rouleau de fascia. Ce mouvement de roulement sur les différents muscles, os et articulations aide le cerveau à enregistrer de manière encore plus ciblée leur position les uns par rapport aux autres, ce qui constitue également une aide très efficace pour l'entraînement à venir : Effectuez d'abord un testing et un retesting avec n'importe quel exercice d'étirement. Le fait de rouler entre-temps augmente la sensation de sécurité de votre système nerveux, ce qui augmente la tolérance à la douleur et à l'étirement. Vous pourrez ainsi maintenir l'étirement plus longtemps et plus profondément qu'auparavant.

o <u>Marcher pieds nus dans le sable</u> : cela permet d'apprendre à votre corps à s'adapter à cette nouvelle surface encore relativement inconnue. Il doit maintenant développer un nouveau sens de la stabilité et de l'équilibre pour que vous puissiez marcher en toute sécurité.

o <u>Marcher les yeux fermés</u> : en l'absence d'informations visuelles, vous dépendez désormais de votre perception de la profondeur. Essayez de marcher le long d'une ligne droite. Faites-vous aider par un partenaire d'entraînement qui pourra évaluer les résultats.

o <u>Entraînement de la stabilité</u> : utilisez ici des exercices à un bras ou à une jambe. Il peut s'agir d'une planche où, une fois la stabilité acquise, vous tendez un bras sur le côté, ce qui vous oblige à vous maintenir stable avec l'autre bras et à ajuster votre centre de gravité. D'autres exemples sont les pistol squats, les balances debout ou les glute bridges sur une jambe.

o <u>Utilisez la résistance</u> : si vous possédez des bandes de résistance, vous pouvez également les utiliser pour améliorer votre propre perception. Par exemple, fixez la bande sous un pied, puis tendez-la sur l'épaule du même côté. Effectuez lentement et avec concentration quelques flexions des genoux. L'étirement de la bande et la traction supplémentaire exigent davantage de contrôle de votre mouvement que si vous faisiez l'exercice librement. La bande vous guide en permettant au cervelet de contrôler le mouvement à tout moment afin d'éviter les blessures. Faites-le lentement, laissez votre système nerveux enregistrer qu'il n'y a pas de danger. Cela lui permet de s'habituer à l'exécution correcte et vous risquez moins de devenir instable ou de prendre une mauvaise posture plus tard, lorsque vous n'utilisez pas la bande.

Pour améliorer la proprioception, il est également recommandé de faire travailler vos mains de manière ciblée :

1. Effectuez ce que l'on appelle une <u>vague de flexion</u> :
Pliez un bras devant vous, l'avant-bras doit être vertical et parallèle au torse et votre pouce doit être dirigé vers vous, de sorte que vous puissiez voir votre main de

côté. Maintenez-la rigide dans un premier temps, puis commencez à plier vos doigts lentement, phalange par phalange. Lorsque le bout de vos doigts touche la paume de votre main (cela devrait se produire à peu près à la base de vos doigts), essayez de garder le contact avec celle-ci. Ne courbez pas davantage les doigts, vous ne voulez pas former un poing, mais faites glisser les extrémités vers le bas le long de la paume. Une fois que vous avez atteint le point le plus bas, éloignez vos doigts de la main, pliez-les vers le haut et ramenez-les à la position de départ. Exécuté rapidement, ce mouvement ressemble à une vague, d'où son nom. Cela peut être un peu difficile et inconfortable les premières fois, mais vous vous y habituerez et vous sentirez mieux vos doigts en retour.

2. <u>Extension Wave :</u> elle fonctionne comme la Flexion Wave, mais à l'envers. Commencez avec la même position des bras, le bout des doigts touchant le bord inférieur de la paume. Laissez-les glisser vers le haut et essayez de rester en contact avec la paume de la main aussi longtemps que possible.

3. Les deux exercices précédents peuvent également être effectués avec le <u>pouce</u>. Éloignez-le de la main à un angle de 90 degrés, puis courbez-le et faites-le glisser lentement le long de la paume avant de l'éloigner de nouveau vers l'avant. Le pouce doit quitter la paume de la main à peu près à la hauteur du petit doigt. Pour l'Extension Wave, effectuez simplement ce mouvement à l'envers.

4. <u>Mobilisez vos doigts</u> : tendez votre main horizontalement vers l'avant et écartez les doigts. Vous pouvez commencer par n'importe quel doigt, mais nous vous recommandons de commencer par l'index. Touchez-le sur le dessus et le dessous avec le pouce et l'index de votre autre main et cherchez l'articulation qui relie le doigt et la main.

Celui-ci ne se trouve pas directement sur la cheville, mais un peu plus bas, vers la paume de la main. Bougez le doigt à entraîner de haut en bas, vous remarquerez clairement où il se trouve exactement. Vous fixez maintenant l'articulation avec le pouce et l'index, car vous voulez vous assurer que les mouvements suivants partent de celle-ci et la mobilisent en plus. Au début, vous déplacez le doigt fixé de manière linéaire, c'est-à-dire soit de gauche à droite, soit de haut en bas.

Si cela ne vous pose pas de problème, dessinez de petits cercles. Répétez ces exercices plusieurs fois et dans toutes les directions, en progressant d'un doigt à l'autre.

Ces exercices aident votre cerveau à apprendre à mieux contrôler les doigts isolés les uns des autres. Les mouvements futurs centrés sur nos mains deviennent ainsi plus prévisibles (par exemple, lors d'un équilibre sur les mains ou d'une passe de balle). Dans la vie de tous les jours, nous nous concentrons généralement sur le pouce et l'index, c'est pourquoi l'entraînement des autres doigts peut vous permettre d'améliorer vos performances.

Comme nous l'avons dit, cette liste n'est pas exhaustive, mais elle contient les principales tâches dont vous aurez besoin pour commencer votre formation.

Plan de 10 semaines pour intégrer au mieux l'entraînement neuro-athlétique dans votre vie quotidienne

Il n'est pas facile de trouver la routine qui vous convient le mieux parmi ces nombreux exercices et de penser à tout ce qui est important dès le début, ce qui nécessite une vue d'ensemble précise. Le plan de 10 semaines suivant vous servira de base pour commencer et vous aidera à vous concentrer pleinement sur les exercices.

Étant donné que chaque personne a un profil neurologique différent et donc des besoins différents, vous devez encore adapter le plan pour obtenir le meilleur résultat pour vous. Il est donc aussi général que possible et tient compte de toutes les instances contrôlant le mouvement. L'adaptation ne devrait toutefois pas poser de problème grâce au testing et au retesting expliqués précédemment. Il vous suffit d'ajouter au plan les exercices dont vous tirez le plus grand profit.

Une fois les 10 semaines écoulées, vous vous sentirez beaucoup plus à l'aise dans l'utilisation de l'entraînement neuro-athlétique et vous pourrez alors décider si vous vous sentez prêt pour les exercices plus exigeants avec l'entraînement d'équilibre intégré ou si vous continuez à vous entraîner sans équipement.

• *Semaine 1 - Préparation*

Au cours de la première semaine, l'accent n'est pas encore mis sur la formation elle-même, mais sur une préparation optimale. Il est préférable d'établir une liste de contrôle afin de ne pas perdre le fil. Vous avez besoin

1. Votre <u>outil personnel</u> avec la lettre qui vous servira de point de repère visuel pendant une grande partie des exercices. Si vous préférez utiliser une règle ou un stylo plutôt que d'écrire sur vos ongles, préparez à l'avance plusieurs outils et des lettres de différentes tailles afin de pouvoir adapter la difficulté si nécessaire.

2. Un <u>appareil photo (de téléphone portable) ou votre partenaire d'entraînement</u>, disponible quelques minutes par jour.

3. <u>Des chaussures solides</u>. Des chaussures de sport normales sont suffisantes. Vous voulez vous assurer d'avoir un pied aussi sûr que possible, surtout au début de l'entraînement, afin de pouvoir vous faire une idée précise de vos capacités lors du test.

4. <u>Des vêtements amples</u>. Comme vous voudrez parfois effectuer des mouvements avec un rayon plus large, vos vêtements ne doivent pas vous serrer.

5. Votre <u>journal d'entraînement </u>personnel. Créez un aperçu de vos progrès et documentez votre entraînement en détail. Peu importe où et comment vous le faites, l'essentiel est que vous l'ayez rapidement sous la main et qu'il soit bien structuré.

6. <u>Réfléchissez </u>à vos habitudes passées. Vous mangez peut-être de manière trop déséquilibrée, vous êtes constamment stressé et vous vous négligez ? Dans ce cas, choisissez quelques recettes délicieuses et saines, notez les ingrédients sur votre liste de courses et essayez, étape par étape, de promouvoir votre santé mentale.

7. <u>Créez des plages d'entraînement</u>. Vous avez un emploi du temps surchargé et vous ne pouvez pas trouver une demi-heure consécutive pendant laquelle vous pouvez faire vos exercices ? Dans ce cas, fractionnez les séances, mais gardez une vue d'ensemble. Vous pouvez vous fixer comme objectif

de vous entraîner 5 minutes toutes les 1,5 h jusqu'à ce que vous atteigniez le temps total. Demandez à votre téléphone de vous le rappeler si le stress de la vie quotidienne vous l'interdit. Certaines tâches peuvent également être effectuées depuis votre bureau (comme l'exercice 20:20 mentionné précédemment) et vous aideront à vous déconnecter et à soulager vos yeux.

• *Semaine 2 - Démarrage*

Dans le meilleur des cas, vous avez maintenant tout réuni et vous vous sentez en forme, vous pouvez donc enfin vous lancer.

Familiarisez-vous progressivement avec l'exécution de l'entraînement neuro-athlétique et commencez à vous tester. Cependant, ne vous surmenez pas et surtout, ne vous laissez pas stresser. Vous commencez tout juste à vous intéresser concrètement à votre système nerveux, il est donc évident que vous ne pouvez pas reconnaître et classer immédiatement chaque relation. Vous développerez votre intuition avec le temps, après tout, aucun maître n'est encore tombé du ciel.

Il est possible de viser au moins 3 à 5 minutes pour un exercice, c'est pourquoi vous ne devriez pas effectuer plus de 10 tests par jour afin de ne pas surcharger votre cerveau.

En commençant par le système visuel, c'est-à-dire en suivant la hiérarchie initiale, le déroulement de votre formation pourrait alors ressembler à ce qui suit :

- ○ **Système visuel** :
  - ▪ <u>Deux tests de la périphérie</u> : effectuez avec votre partenaire d'entraînement l'exercice déjà décrit précédemment, dans lequel le partenaire vous montre un nombre variable de ses doigts pendant l'exécution d'une autre tâche. Vous pouvez ensuite effectuer ce que l'on appelle un "Bunny Drill". Dans cet exercice, le partenaire se place derrière vous, montre des oreilles de lapin avec ses mains, puis les fait sauter à côté de votre tête, de l'arrière vers l'avant, dans votre champ de vision. Le champ de vision est divisé en quatre quadrants (en haut à gauche et à droite, en bas à gauche et à droite), qui sont traités l'un après l'autre. Dès que vous voyez le lapin, dites "Hepp" à haute voix pour que votre partenaire soit au courant. Si ce test révèle des déficits importants dans l'un des quadrants, consultez un médecin. Il se peut qu'il s'agisse d'une maladie plus grave, qui ne peut pas être résolue par un

simple entraînement neuro athletiktraining.

* <u>Un test de netteté du champ de vision</u> : prenez votre lettre, tenez-la à hauteur des yeux et fixez-la. Rapprochez la lettre de vos yeux de manière à ce qu'elle vous fasse loucher, puis éloignez-la de nouveau. Vous pouvez répéter cette opération en couvrant un œil à la fois et en évaluant chaque côté séparément.

o **Système vestibulaire** :
* Travaillez ici sur les <u>mouvements de bascule</u> : Mettez l'accent sur la lettre pendant que vous vous balancez de haut en bas. Vous pouvez solliciter les différentes parties de votre organe de l'équilibre (c'est-à-dire les organes maculaires et les canaux semi-circulaires) par différents mouvements et rotations de la tête. Inclinez donc la tête sur le côté, tirez le menton vers la poitrine ou tournez légèrement la tête. N'hésitez pas à varier un peu, mais faites travailler les deux côtés de votre tête de manière égale. N'oubliez pas : Les oreilles possèdent chacune un organe de poids égal qui doit être stimulé en conséquence.

○ **Proprioception** :

■ Effectuez <u>trois tests de mouvement de votre choix, en</u> alternant les yeux ouverts et fermés, et demandez à votre partenaire de vous observer. Comme notre proprioception est stimulée par chaque mouvement, vous avez le choix lors du test.

Vous devriez donc avoir une idée générale de vos lacunes à la fin de la semaine 2. Notez-les et tenez-en compte lorsque vous choisirez vos exercices et les pondérerez à l'avenir. Vous n'êtes pas obligé de maintenir la répartition 3/3/3, l'important est de ne négliger aucun système.

● *Semaine 3 - Début de la formation*

Il est maintenant temps de passer à la formation proprement dite. Effectuez un test rapide chaque jour afin de déterminer les besoins individuels. Ne passez cependant pas trop de temps sur ce test, car vous voulez maintenant vous concentrer sur le développement des systèmes de et ne pas prolonger inutilement l'entraînement - vous ne voulez pas surcharger votre cerveau.

Pour les exercices, suivez à nouveau la hiérarchie de haut en bas ou inversement.

Avant de commencer l'entraînement, notez 5 exercices par système. Choisissez ensuite 3 exercices que vous ferez chaque jour. Il n'est pas nécessaire de varier chaque jour, mais il est conseillé d'ajouter un nouveau stimulus tous les deux jours pour que le cerveau s'y habitue et reste en alerte.

• ***Semaines 4, 5 et 6 - phase d'entraînement :***
Après vous être familiarisé avec l'entraînement neuro-athlétique au cours de la troisième semaine, vous entrez maintenant dans la phase où vous pouvez vous entraîner sans restriction. Poursuivez votre programme d'entraînement actuel, complétez assidûment votre journal d'entraînement et apprenez à mieux connaître votre corps.

Choisissez parmi les nombreux exercices différents 2 nouveaux exercices par semaine que vous intégrerez de temps en temps dans votre entraînement. Ne laissez pas la monotonie s'installer et mettez-vous au défi consciemment, vous avez besoin de nouveaux stimuli pour cela.

Si ce n'est pas déjà le cas, intégrez également des exercices de coordination, de stabilité ou d'étirement dans votre programme sportif. Un peu de musculation a également un effet positif sur votre développement :

Si notre cerveau apprend maintenant à donner plus régulièrement le feu vert pour fonctionner à plein régime, il est logique de compléter cela par une augmentation de notre force générale.

Si vous pratiquez déjà un autre sport, essayez de maintenir votre niveau pendant cette période. Il est encore trop tôt pour faire des bonds en avant. Consolidez d'abord vos connaissances en neuro-athlétisme et laissez à votre système nerveux le temps de s'adapter et de combler ses lacunes petit à petit - les résultats n'en seront que meilleurs dans quelques semaines.

• *Semaines 7 et 8 - Rapport intermédiaire*

Vous avez maintenant entraîné avec succès votre système nerveux au cours des derniers mois et demi et, nous l'espérons, vous avez déjà remarqué l'un ou l'autre petit succès. Reprenez maintenant votre journal et prenez le temps de revenir au début.
Quelles sont les différences que vous remarquez ? Où en êtes-vous jusqu'à présent ? N'hésitez pas à le noter, car même si les progrès sont minimes, ils vous motiveront à continuer.

Pour votre sport (le cas échéant), vous pouvez maintenant commencer à repousser vos limites. Prenez plus de poids, osez essayer de nouveaux mouvements ou utilisez un autre itinéraire de course, avec un terrain plus accidenté ou des montées et des descentes. Observez attentivement la réaction de votre corps.

Pour compléter votre entraînement et vos efforts de santé mentale, partez de temps en temps en randonnée dans la forêt et explorez la nature. Les nombreuses nouvelles sensations et exigences, en plus de la vue magnifique, solliciteront tous les systèmes de contrôle du mouvement, ce qui vous permettra d'obtenir un double succès.

Continuez à faire vos exercices avec assiduité et à envisager l'avenir avec motivation.

• *Semaine 9 - Déjà presque* avancée

Maintenant que vous vous êtes habitué au déroulement de l'entraînement, il est temps d'intégrer dans votre vie quotidienne normale quelques petits stimuli qui vous aideront à vous développer.

L'entraînement proprioceptif est idéal pour cela :

Tenez-vous plus souvent sur une jambe ou mettez-vous au défi de vous tenir en équilibre sur une serviette enroulée pendant que vous vous brossez les dents. Une vague de flexion est également rapide à réaliser. Entraînez maintenant aussi régulièrement vos mains, apprenez à faire le poirier. Développez votre force de préhension.

Vous pouvez aussi vous enthousiasmer pour de nouvelles tâches fatigantes : essayez de vous tenir en équilibre sur une slackline entre deux arbres sans tomber.

N'hésitez pas à réfléchir aux exercices qui peuvent encore aider votre système nerveux, sans pour autant vous focaliser sur la vue d'ensemble. Vous avez maintenant une bonne idée de ce dont votre système nerveux a besoin, du fonctionnement des différentes tâches et de ce qu'elles visent. N'hésitez donc pas à développer votre propre exercice, car tant qu'il vous rapproche de votre objectif, votre créativité n'a pas de limite.

• *Semaine 10 - De débutant à expert*

Vous êtes maintenant arrivé au bout de ce plan et avez posé la première pierre de vos futurs succès sportifs et de votre entraînement complet.

Reprenez votre journal et soyez fier de ce que vous avez déjà accompli. Réfléchissez si vous avez encore des lacunes antérieures et demandez-vous sur quoi vous vous concentrez maintenant. Si vous voulez continuer à éliminer vos points faibles, utilisez comme auparavant des exercices de rattrapage. Il s'agit de ceux pour lesquels vous avez remarqué, lors du testing et du retesting, que vous avez des difficultés d'exécution et que vous êtes négativement affecté. Si vous avez déjà entraîné votre système nerveux de manière à ce qu'il soit au mieux de sa forme et que vous souhaitez en plus obtenir de nouveaux succès dans votre sport favori, déplacez votre entraînement neuro-athlétique juste avant l'activité sportive. De plus, vous devriez utiliser des exercices de haute performance : Ceux-ci se sont avérés améliorer considérablement le contrôle des mouvements lors des tests. Ils vous permettront de capitaliser sur les progrès réalisés jusqu'à présent et de porter vos performances à un niveau supérieur.

Les 10 dernières semaines devraient avoir changé tout ce que vous ressentez : Vous vous sentez plus énergique, plus confiant dans vos mouvements et plus occupé. Vous vous sentez mieux mentalement et physiquement, et vous avez pris goût à ce mode de vie plus sain.

Ne vous relâchez pas et continuez à vous entraîner aussi méticuleusement qu'avant pour continuer à vivre en harmonie avec votre système nerveux. Mettez-vous régulièrement au défi et testez vos nouvelles limites - vous avez depuis longtemps dépassé les anciennes.

Profitez maintenant de votre nouvelle vie et réjouissez-vous de tout ce qui peut arriver.